NOTICE

SUR

LE MODE D'ACTION

DES EAUX DE VICHY

DANS

LE TRAITEMENT DES AFFECTIONS CONSÉCUTIVES

AUX FIÈVRES INTERMITTENTES

(ENGORGEMENTS DU FOIE ET DE LA RATE, DYSPEPSIES, GASTRALGIES, HYDROPISIES, CACHEXIES PALUDÉENNES, DIARRHÉES CHRONIQUES, ETC., ETC.)

PAR

LE Dr F.-Aug. DURAND

(DE LUNEL)

Médecin principal de 1re classe à l'hôpital militaire de Lyon,
Ancien médecin ordinaire aux hôpitaux militaires de Paris et de l'Algérie,
Chevalier de la Légion d'Honneur, Officier de l'ordre du Medjidié (de Turquie),
Correspondant des Sociétés impériales de médecine de Lyon
et de Constantinople.

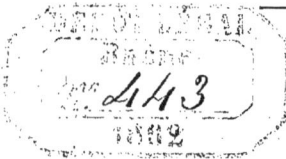

PARIS

CHEZ F. SAVY, LIBRAIRE-ÉDITEUR,
RUE BONAPARTE, 20,
ET CHEZ LES PRINCIPAUX LIBRAIRES.

1862

NOTICE

SUR

LE MODE D'ACTION

DES EAUX DE VICHY

DANS

LE TRAITEMENT DES AFFECTIONS CONSÉCUTIVES

AUX FIÈVRES INTERMITTENTES

(ENGORGEMENTS DU FOIE ET DE LA RATE, DYSPEPSIES, GASTRALGIES, HYDROPISIES, CACHEXIES PALUDÉENNES, DIARRHÉES CHRONIQUES, ETC., ETC.)

PAR

LE Dr F.-Aug. DURAND

(DE LUNEL)

Médecin principal de 1re classe à l'hôpital militaire de Lyon,
Ancien médecin ordinaire aux hôpitaux militaires de Paris et de l'Algérie,
Chevalier de la Légion d'Honneur, Officier de l'ordre du Medjidié (de Turquie),
Correspondant des Sociétés impériales de médecine de Lyon
et de Constantinople.

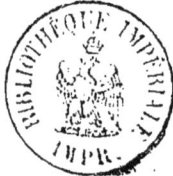

PARIS

CHEZ F. SAVY, LIBRAIRE-ÉDITEUR,

RUE BONAPARTE, 20,

ET CHEZ LES PRINCIPAUX LIBRAIRES.

—

1862

LYON, IMPRIMERIE D'AIME VINGTRINIER,

Rue de la Belle-Cordière, 14

NOTICE

SUR LE

MODE D'ACTION DES EAUX DE VICHY

DANS

LE TRAITEMENT DES AFFECTIONS CONSÉCUTIVES

AUX FIÈVRES INTERMITTENTES.

———

La convalescence des fièvres intermittentes, surtout quand ces maladies ont duré pendant quelque
temps, s'accompagne très-souvent d'affections dites *consécutives*, qui sont chroniques, graves en
elles-mêmes et quelquefois très rebelles aux moyens
ordinaires de traitement. Il est facile de juger qu'il
n'en saurait être autrement, si l'on se reporte en
esprit, d'une part, aux caractères anatomo-patho-
logiques ordinaires des fièvres intermittentes, tels
que, d'après les nombreuses observations des médecins militaires en Algérie, je les ai déjà étudiés
et décrits ailleurs (1), et, d'autre part, aux conditions morbides qui les ont déterminés.

(1) *Traité dogmatique et pratique des fièvres intermittentes*,
livre Ier, chap. III. 1 vol. in-8° : Paris, 1862 ; chez F. Savy.

Ces caractères, soit qu'ils résultent de l'évolution des accès, soit qu'ils dépendent de l'intoxication paludéenne, une fois qu'elle s'est traduite en cachexie, consistent, en effet, en des lésions organiques, ou bien en une modification profonde du sang qui sont d'autant plus lentes à se dissiper qu'elles font suite à une maladie essentiellement asthénisante pour les appareils de la vie organique, et qui sont d'autant plus graves que, chez les solides, elles intéressent généralement des organes importants, et, chez les liquides, le principal agent de l'excitation et de la restauration organiques, le sang. On le voit, il s'agit de lésions sérieuses, généralement passives, et qui le sont d'autant plus que la tonicité générale de l'individu a été et est encore notablement compromise.

L'état primitif des lésions qui sont le résultat de l'évolution des accès de fièvre a été l'état simplement *congestionnel ;* mais, soit par l'effet de sa persistance, soit par l'effet de sa répétition à la suite de nombreux accès et souvent de nombreuses récidives de fièvre, cet état a reçu des modifications importantes qui ont contracté divers caractères spéciaux.

C'est que les congestions, lorsqu'elles ont duré pendant un certain temps ou qu'elles se sont souvent renouvelées, se sont naturellement accompagnées de la stase du sang dans les tissus engorgés, et que cette stase, selon ses degrés, selon les tissus qu'elle a intéressés, et selon l'état d'excitation ou de sédation antérieure de ces tissus, a eu des modifications souvent fort différentes à y provoquer, des modifications qui elles-mêmes n'ont pas manqué d'avoir leurs conséquences matérielles particulières. Ainsi, dans un organe antérieurement surexcité, la stase prolongée a pu quelquefois produire la phlegmasie, l'induration phlegmasique, la suppuration, etc., cas, du reste, assez rares pendant les fièvres intermittentes, où se font si peu remarquer les états inflammatoires, et elle a pu d'autres fois produire des états névropathiques variés, des états qui, en raison de la surexcitation cérébro-spinale qui est un des éléments de ces fièvres, se sont montrés plus fréquents que les précédents. Au contraire, dans un organe antérieurement asthénisé, comme le sont généralement les appareils de la vie organiques pendant les fièvres en question, la stase sanguine a été passive, par conséquent, peu susceptible de résolution, et ses effets se sont traduits, tantôt par le ramollissement indolent, avec ou sans rupture des mailles du tissu intéressé, tantôt par l'induration simple due à la simple plénitude sanguine d'un tissu assez compacte par lui-même, d'autres fois par un plus haut degré d'induration due à la formation de dépôts fibrineux ou albumino-fibrineux dans les mailles organiques, et quelquefois enfin par l'induration hypertrophique. En ces cas, se sont fait souvent remarquer aussi des changements de coloration, de nouvelles dispositions moléculaires plates ou granulées et quelquefois de véritables dégénérescences, fibreuses, graisseuses ou squirrheuses.

C'est ainsi que, dans la série des appareils organiques, des lésions très-remarquables consécutives aux fièvres intermittentes ont été des engorgements considérables, avec ramollissement ou avec induration à divers degrés, de la rate et du foie , quelquefois des inflammations chroniques ou des abcès plus ou moins étendus de ces organes, l'engorgement des glandes mésentériques, le boursoufflement, le ramollissement partiel et d'autres fois l'induration partielle de la muqueuse du tube digestif, et même, d'après M. Maillot (1), l'épaississement du tissu cellulaire sous-jacent à celle-ci, quelquefois encore la *veinosité abdominale* signalée par M. Nepple et des hydropisies, consécutives elles-mêmes aux engorgements en question, alors qu'étant trop considérables ils ont mis obstacle au cours du sang du système de la veine porte, et souvent, enfin, comme concomittances ou comme conséquences de ces diverses lésions, des gastralgies , des dyspepsies, l'entérite et la diarrhée chroniques.

Parlerai-je de quelques cas très-rares de céphaloméningite chronique observés, en Algérie, par quelques médecins militaires? Parlerai-je des noyaux hépatisés ou splénisés, très souvent observés dans les poumons par Antonini et Monard frères et surtout par M. Eug. Collin, mais qui ont peu de reten-

---

(1) *Traité des fièvres ou irritations cérébro-spinales intermittentes*. Paris, 1836.

tissement dans l'organisme, à moins que les individus qui en sont porteurs ne passent brusquement
d'une contrée chaude dans une contrée froide?
Parlerai-je enfin de cet état de flaccidité des parois du cœur décrit, en Algérie, par M. Laveran
et M. Eug. Collin, et, aux colonies, par M. Du-
troulau, état qui m'a paru surtout se rattacher à la
cachexie paludéenne? Je ne fais que les signaler
ici, parce que l'importance des lésions organiques
observées à la suite des fièvres intermittentes se
trouve presque toujours concentrée sur les organes
sous-diaphragmatiques, sur ces organes qui sont
le plus généralement le siége des congestions pri-
mitives d'où proviennent ces lésions.

Mais j'ai à faire remarquer maintenant avec plus
d'insistance les accidents qui sont intimement liés
à la cachexie paludéenne, et qui, alors même que
l'intoxication paludéenne a cessé, ne restent pas
que de laisser le malade dans un état de faiblesse
et d'amaigrissement extrêmes. Ces accidents proviennent surtout de l'état du sang qui, d'après les
recherches expérimentales de MM. Léonard et
Foley, sans avoir perdu de ses éléments liquides, a
perdu, après de nombreux accès et de nombreuses récidives, une certaine quantité de ses éléments
constitutifs essentiels, des globules, de la fibrine et
de l'albumine.

J'exposerai, à ce sujet, les conséquences que
tirent d'un pareil état ces deux expérimenta-
teurs :

« Cet appauvrissement du sang, disent-ils, se
traduit, pour les *globules*, par la débilitation de
toute l'économie, par la décoloration de la peau et
des muqueuses et certains troubles de l'innervation.
Pour la *fibrine*, par les taches violacées de l'enve-
loppe cutanée, les épistaxis, le saignement scorbu-
tique de la bouche, quelquefois la gangrène de ses
parois, les douleurs musculaires dans les membres.
Pour l'*albumine*, par la bouffissure, les infiltrations
séreuses qui, chez les individus épuisés par les fièvres, terminent presque toujours la scène des désordres que nous venons d'énumérer (1). »
MM. Léonard et Foley auraient pu ajouter à ce tableau, la diarrhée chronique.

Toutefois, la diarrhée chronique consécutive aux
fièvres intermittentes ne reconnaît pas pour cause
unique cet état d'appauvrissement, de fluidification exagérée du sang. Pour M. Maillot, elle est
souvent due aux congestions inhérentes aux accès
qui, au lieu de se porter sur la rate, le foie ou tout
autre organe, se portent sur le gros-intestin, et
peuvent y déterminer la phlegmasie chronique.
Elle peut encore être attribuée, selon moi, au
changement du mode de fermentation de la matière végéto-animale miasmatique tenue en suspen-
sion dans le sang. En effet, ainsi que je l'ai fait voir

(1) Recherches sur l'état du sang dans les maladies endémiques
de l'Algérie ; *In Recueil des mémoires de médecine militaire*, t. LX.

dans le *Traité dogmatique et pratique des fièvres intermittentes* (1), la fermentation végéto-animale a deux phases, la phase végétale, à produits pondérables acides, à produit impondérable électro-négatif, hyposthénisants par conséquent pour l'appareil vasculaire sanguin, et la phase animale, à produits ammoniacaux et électro-positifs et dès-lors hypersthénisants pour le même appareil. Or, dès que celle-ci succède à celle-là, les tissus des organes auparavant asthénisés peuvent, étant cette fois sthénisés, réagir contre la cause délétère, se dégorger, s'ils étaient engorgés, comme le sont si fréquemment la rate et le foie, et c'est alors que la matière miasmatique, cette fois à prédominance animale, va chercher son issue dans le gros intestin, où elle provoque l'irritation, l'inflammation et toutes leurs conséquences. N'est-ce pas, en effet, ainsi que se comportent les matières putrides de nature animale qui ont été introduites dans l'économie (2)?

Mais la diarrhée, quelle que soit sa cause, ne suit pas son cours sans s'accompagner de désordres intestinaux très graves, tels que l'inflammation, le ramollissement, l'ulcération et quelquefois la mortification de la muqueuse intestinale. Or, ces lésions, même alors que la cause première de

(1) Livre II, chap. ii.

(2) Toutefois, dans quelques cas, ce ne sera pas la dyssenterie ou la diarrhée que provoquera la présence de ces matières, mais des fièvres à mauvais caractères, des fièvres typhoïdes, telles qu'on les observe souvent, en automne, à la suite des fièvres intermittentes.

la maladie aura disparu, entretiendront le flux in-
testinal, tendront par là à l'anémie, à la fluidification exagérée du sang, et jetteront le malade dans
un marasme souvent irrémédiable.

Tel est le tableau des affections ordinaires consécutives aux fièvres intermittentes ; je le résume :
engorgement, tantôt avec ramollissement et tantôt
avec induration, de la rate ; engorgement, le plus
souvent avec induration, du foie ; congestion passive des ganglions et des veines mésentériques,
épaississement partiel, avec ramollissement ou
avec induration, de la muqueuse gastro-intes-
tinale ; épaississement partiel du tissu cellulaire
qui lui est sous-jacent ; dyspepsie souvent avec
gastralgie; entérite chronique; diarrhée chronique;
ascite; état de flaccidité du cœur ; noyaux d'hé-
patisation ou de splénisation passives dans les
poumons; enfin, hydroémie, tantôt simple et tantôt
accompagnée de phénomènes scorbutiques, d'infiltrations séreuses et de divers troubles nerveux.

En pénétrant maintenant dans le *traitement* de ces
diverses affections, j'en signale tout d'abord un
caractère fondamental : c'est que les moyens employés pour combattre ces états morbides en appa-
rence si différents, sont généralement d'un même
ordre pour tous ces états, de cet ordre même qui
a servi à combattre l'affection primitive, la fièvre
intermittente ; ce sont les toniques. C'est ainsi que
le quinquina, le fer, le vin, les amers et divers

analeptiques sont journellement employés dans ce
but. Dirai-je encore que, pour consolider les effets
de ces moyens, comme aussi pour empêcher d'une
manière plus efficace le retour des accès, si obsti-
nés à reparaître tant que durent leurs affections
consécutives, il est extrêmement utile de revenir fréquemment d'une manière intermittente et d'après
les règles que j'ai moi-même tracées (1) à l'emploi de sulfate de quinine? Mais j'ajouterai que
ces mêmes affections trouveront encore un moyen
de traitement commun, un moyen que j'assimi-
lerai bientôt à la médication tonique, dans l'emploi
des eaux thermales alcalines.

Sans doute, certaines des affections consécutives dont il vient d'être question présenteront des
indications particulières : telles seront celles des
purgatifs doux, des composés apéritifs et fon-
dants, des diurétiques et des révulsifs locaux, dans
les cas d'engorgement chronique des viscères ab-
dominaux ; telles seront celles des calmants du
système nerveux, des laxatifs et des absorbants
donnés à doses réfractées et notamment aux heures
des repas, dans les cas de dyspepsie et de gastralgie ; telles seront encore les indications de l'i-
pécacuanha ou du calomel uni à l'opium, de quel-

_____

(1) Du traitement préventif des récidives de fièvres intermittentes en Algérie et en France, extrait de la *Gazette médicale de Paris*,
1850. — *Traité dogmatique et pratique des fièvres intermittentes*:
Paris, 1862, livre IV, chap. iv.

ques laxatifs, du sous-nitrate de bismuth, du dias-
cordium, du perchlorure de fer et de divers autres
astringents, dans les cas de diarrhée chronique ;
telles seront aussi celles des diurétiques et des
purgatifs doux, dans les cas d'hydropisie, et enfin
celles de quelques astringents dans les cas de com-
plications scorbutiques : mais il ne faudra jamais
perdre de vue, dans le traitement de ces diverses
lésions, la médication fondamentale, l'emploi des
toniques, tels surtout que le quinquina, le sulfate de quinine, le fer et les amers, et comme couron-
nement de cette médication, l'usage des eaux alcalines.

J'en arrive enfin à l'étude de l'usage de ces
eaux, dont le prototype se présente dans les thermes de Vichy.

Les eaux de Vichy sont essentiellement alcalines :
c'est le bicarbonate de soude qui y domine : il y
est renfermé à la dose de 5 grammes environ par
litre, alors que les autres sels ne représentent dans
la même quantité d'eau que le poids de 2 grammes
environ. D'après l'analyse de M. Bouquet et en
prenant pour spécimen les eaux de la Grande-
Grille, les divers composants en sont, pour un litre
de liquide, les suivants :

Acide carbonique	0,908
Bicarbonate de soude	4,883
— de -potasse	0,352
— de magnésie	0,303
— de strontiane. . . .	0,303
— de chaux	0,434
— de protoxyde fer. . .	0,004
— de protoxyde de manganèse.	traces
Sulfate de soude	0,291
Phosphate de soude	0,130
Arséniate de soude.	0,002
Borate de soude.	traces
Chlorure de sodium	0,534
Silice.	0,070
Matières organiques bitumineuses. .	traces
Total	7,914

Il faut noter que la plus grande partie de l'acide carbonique signalé se dégage aux sources.

Dans le but de cette notice il serait du plus haut intérêt de relater les résultats des analyses du sang et notamment de sa partie séreuse, pour pouvoir les rapprocher ensuite des résultats de l'analyse des eaux de Vichy. Les voici donc tels que Nasse les a fait connaître, comme moyenne de 200 analyses (1).

(1) *Erman's*, journal, 28, pages 146 ; 1843.

Eau.	798,402
Globules	116,529
Albumine	74,494
Fibrine.	2,233
Graisse.	1,970
Carbonate alcalin . . .	0,956
Phosphate de soude .	0,823
Sulfate de soude . .	0,202
Chlorure de sodium. . .	4,690
Oxyde de fer	0,834 (contribuant à former l'hématosine des globules.
Chaux	0,183
Acide phosphorique .	0,201
Acide sulfurique . .	0,052
Magnésie	0,015
Silice	0,013

En comparant les résultats de ces deux analyses, ne trouve-t-on pas un rapport très-remarquable entre les composants inorganiques des deux composés, eau de Vichy et sérum du sang? Le carbonate, le phosphate et le sulfate de soude, le chlorure de sodium, la chaux, la magnésie, l'oxyde de fer, etc., ne font-ils pas partie des deux systèmes? N'est-ce pas principalement la soude qui donne au sérum du sang ses propriétés alcalines, comme elle les donne à l'eau de Vichy? Mais cette soude, notons bien ceci, n'est-elle pas en prédominance dans ce dernier liquide? Eh bien! il résulte de là

que, dès que celui-ci se trouve plus alcalin encore
que le sérum du sang, il ira, étant absorbé par
l'organisme, renforcer nécessairement dans ce sérum les propriétés inhérentes aux sels de soude
et particulièrement leur propriété alcaline. Aussi
verra-t-on, bientôt après l'administration de l'eau de
Vichy, les diverses sécrétions, et notamment celles
des reins et de la peau, présenter les signes chimiques de l'alcalinité.

Je tirerai bientôt d'importantes conséquences du
rapport que je viens de faire remarquer entre les résultats des deux analyses, ainsi que des conditions de
prédominance alcaline que présentent, relativement
au sérum du sang, les eaux de Vichy ; ces conséquences concerneront le mode d'action de ces eaux
dans le traitement des affections consécutives aux
fièvres intermittentes ; mais il m'importe de faire
connaître auparavant les théories qui ont cours,
dans ce moment, sur ce mode d'action.

Bien des controverses se sont élevées, parmi les
médecins hydrologistes, sur la détermination de ce
mode ; mais une première dissidence s'est présentée
sur la détermination des principes actifs de ces eaux,
la voici :

Quelques médecins ont rapporté tous les effets thérapeutiques observés aux seuls composants alcalins
et n'ont jamais raisonné que sur ce thème, et d'autres
à l'ensemble des composants découverts par l'analyse, parmi lesquels il a été, bien entendu, spécifié

que prédominait l'élément alcalin. Ces derniers sont
évidemment dans le vrai, puisque les eaux de Vichy contiennent, en dehors des bicarbonates alcalins, d'autres composants. Ces composants sont
solubles et doués de pouvoirs modificateurs incontestables, ils ont donc un rôle positif dans l'action
de ces eaux. Toutefois, comme leurs quantités,
excepté celles de l'acide carbonique, n'impliquent
pas une haute portée thérapeutique et ne sont pas
fort grandes, relativement à la quantité du bicarbonate de soude, il est clair que le principal rôle
appartient, dans l'action des eaux de Vichy, à ce sel,
dont la digestion et l'absorption sont éminemment
favorisées par la présence de l'acide carbonique.

Il résultera de là, sans doute, quelque vague
dans l'appréciation des principes actifs de ces eaux,
mais il faut accepter les faits tels qu'ils se présentent, et puisque, dans ces eaux, un principe est
évidemment prédominant, se trouver heureux de
pouvoir lui rapporter, d'une manière incontestable,
un grand nombre d'effets thérapeutiques. A ce point
de vue, les eaux alcalines sont peut-être celles qui
se prêtent le mieux aux saines explications.

Une dissidence plus importante encore a divisé
les médecins de Vichy; elle a concerné le mode
physiologique de l'action de leurs eaux. Une école
fondée par Petit explique tous les effets médicateurs
par l'alcalisation; une autre école les explique,
avec Prunelle, par l'excitation provoquée à la suite
de l'administration des eaux.

Pour la première, les explications ont été, en présence d'un composant aussi prédominant que le bicarbonate de soude, faciles et spécieuses. Écoutons les iatro-chimistes : les eaux de Vichy guérissent la dyspepsie, le pyrosis, etc., c'est, d'une part, en alcalisant le suc gastrique trop abondant ou trop acide, et, d'autre part, en augmentant l'alcalinité normale du sang d'où provient le suc en question ; elles sont efficaces dans la gravelle et dans la goutte, c'est en neutralisant l'acide urique qui forme le plus souvent les graviers de la première et qui, dans la seconde, va contribuer à former les concrétions d'urate qui se déposent en certains points de l'organisme ; elles font disparaître l'obésité, c'est en saponifiant la graisse ; elles guérissent les engorgements chroniques du foie, de la rate, des ganglions mésentériques, des ovaires, de l'utérus et les épaississements des membranes, c'est en dissolvant les dépôts fibrineux ou albumino-fibrineux qui accompagnent ces engorgements ; elles triomphent des coliques hépatiques, c'est en fluidifiant la bile qui, en ce cas, laisse mieux glisser dans les canaux biliaires les calculs biliaires. Y a-t-il, je le demande, une théorie plus simple et plus séduisante ?

Malheureusement les iatro-chimistes n'ont pu tout expliquer et ont paru quelquefois, il faut le dire, se mettre en opposition, dans leurs applications thérapeutiques, avec leurs propres principes.

Les engorgements divers dont il a été question

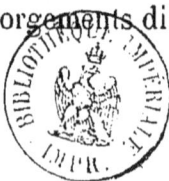

3

doivent, disent-ils, leur résolution à l'action chimique dissolvante des alcalins, du bicarbonate de
soude : mais d'où vient, peut-on leur répondre,
que l'albumine et la fibrine du sang ne sont pas, en
pareils cas, fluidifiées au point de nuire à la nutrition
des tissus, et que, au contraire, à mesure que les engorgements entrent en résolution , les forces et
l'embonpoint reviennent? D'où vient, dirais-je encore, que les organes de l'économie, en grande
partie formés d'albumine et de fibrine, ne sont pas
dissous en même temps que l'est la matière albumino-fibrineuse ou fibrineuse des engorgements? on
me fera remarquer, il est vrai, que les muscles et d'autres tissus que l'on fait macérer pendant plusieurs
jours dans l'eau de Vichy s'y dissolvent beaucoup
mieux que si on les avait fait macérer dans de l'eau
ordinaire ; soit : mais les muscles des hommes
étiolés et amaigris qui boivent les eaux de Vichy se
restaurent, au lieu de se dissoudre, à mesure que se
trouve atteinte par elles la cause de leur étiolement
et de leur maigreur.

On affirme que les eaux de Vichy guérissent la
gravelle en dissolvant les graviers; mais, en sup-
posant que ceux qui sont expulsés des reins, après
quelques jours de l'usage des eaux, aient commencé
à être dissous, ce qui a pu les atténuer et par
conséquent permettre leur expulsion, comment se
fait-il que les graviers de la gravelle blanche, qui,
eux, sont insolubles dans les alcalis, soient, d'après
les observations de M. Cas. Daumas, expulsés aussi?

Dira-t-on, à cet égard, ce que l'on a dit pour les calculs biliaires, qu'ils glissent mieux dans une urine alcalisée? mais l'urine n'est pas, comme la bile, un liquide dont la viscosité est plus ou moins caractérisée selon les circonstances.

Vous prétendez, a dit M. Durand-Fardel aux médecins de la même école, que les eaux de Vichy exercent leur action thérapeutique en fluidifiant, en dissolvant, et vous les employez tous les jours avec le plus grand succès dans les anémies, les cachexies paludéennes et les diarrhées chroniques africaines, affections dans lesquelles le sang n'est que trop fluide, dans lesquelles les tissus ne sont que trop réduits? vous triomphez de l'obésité par l'emploi de l'eau de Vichy, et c'est par l'usage de la même eau que vous restituez l'embonpoint aux hommes amaigris. On dira à cela que l'embonpoint ne revient à ces hommes que parce que l'on a guéri les organes dont l'affection avait provoqué cet amaigrissement ; d'accord : mais le traitement à Vichy n'est pas encore terminé que l'embonpoint a commencé à revenir, que les forces se sont rétablies. Dans l'hypothèse des iatro-chimistes, l'usage des eaux devrait non pas seulement maintenir la maigreur, mais encore l'augmenter, et cela n'est pas.

Il résulte de cet examen que, si les iatro-chimistes ont sainement expliqué la neutralisation des sucs sécrétés trop acides de l'estomac et des reins et la neutralisation de l'acide urique qui allait former les graviers, ils ont trouvé de sérieuses objections aux explications qu'ils ont données sur la résolution des engorgements des viscères et de l'obésité, et sur l'expulsion des graviers de la gravelle blanche.

Il est possible, du reste, d'après les arguments que j'ai produits ou relatés sur la résolution des engorgements et de l'obésité, que les eaux de Vichy, tout alcalines qu'elles sont, ne le soient pas assez, introduites dans l'économie, pour dissoudre l'albumine et la fibrine ou pour saponifier la graisse qui sont déjà à l'état solide dans les organes ; mais il est possible aussi que des conditions nouvelles introduites, avec les eaux de Vichy, dans l'organisme, viennent s'opposer à ce qu'auraient de fâcheux pour le libre exercice des fonctions organiques les effets fluidifiants et dissolvants de l'alcalisation. C'est ce que j'examinerai plus tard.

Quoi qu'il en soit, exclusive comme elle s'est posée, l'école iatro-chimique s'est jusqu'à présent montrée insuffisante.

Je passe à l'examen de l'école clinique : Celle-ci n'a pas seulement pris en considération les composants alcalins, dans les eaux de Vichy, mais elle s'est enquise aussi de tous les composants qui s'y rencontrent et, après cela, étudiant tous les phénomènes physiologiques qui suivent l'administration des eaux, elle a tenté de déterminer, d'après les effets observés, le mode d'action de celles-ci.

Ces effets sont remarquables : c'est d'abord une

période incontestable d'excitation générale qui ne
se caractérise pas seulement par la force et la
plénitude du pouls, car encore « on voit, dit
M. Durand-Fardel, l'appétit augmenter, les diges-
tions devenir plus promptes, les selles se régulariser, les urines devenir plus faciles et plus abondan-
tes, la transpiration cutanée augmenter, la nutrition
s'améliorer, les forces s'accroître et un sentiment
général de bien-être s'établir. » Ce n'est qu'après
l'établissement de cette période qu'en apparaît une
seconde dans laquelle se rendent évidents, sur les
organes malades, les effets médicateurs. Dès-lors, a-
t-on dit, si les dyspepsies acescentes se modifient et
si les graviers ne se reproduisent plus, c'est que les
sécrétions intestinales et rénales se sont, avec les
autres fonctions, régularisées ; si les divers engorgements en sont arrivés à une période de résolution,
si des calculs biliaires ou rénaux ont été expulsés,
c'est que, avec les effets du retour de la tonicité générale, il s'est établi dans les mailles des tissus malades ou obstrués une bienfaisante réaction qui les
a débarrassés des concrétions fibrineuses ou albu-
mino-fibrineuses et des calculs ; si l'anémie, la cachexie paludéenne se sont par degrés améliorées,
c'est que, sous l'empire de l'hypersthénie imprimée
à tous les tissus, à toutes les fonctions, l'hématose
et l'absorption des matériaux nutritifs se sont mieux
faites et ont rendu au sang les globules, la fibrine
et l'albumine qui leur manquaient, tandis que, particulièrement pour la cachexie paludéenne, les

matériaux miasmatiques ont été, sous l'empire du
retour de la tonicité générale, mieux éliminés ; si
les diarrhées africaines se sont arrêtées, c'est que,
d'une part, les matériaux délétères se sont, comme
dans la cachexie, mieux éliminés, que, d'autre part,
les sécrétions intestinales se sont régularisées et
qu'enfin le sang a reconquis sa plasticité, ses éléments de cicatrisation.

Je pourrais énumérer et expliquer de la même manière, avec l'école clinique, les effets thérapeutiques
opérés sur les autres maladies traitées à Vichy.

Malheureusement, les médecins de cette école ont
tout-à-fait repoussé les explications chimiques et
n'ont pas voulu s'apercevoir qu'il y avait une condition spéciale dans l'excitation générale produite
après l'administration des eaux de Vichy, condition
en vertu de laquelle les maladies traitées dans cette
station étaient guéries par ces eaux et ne l'étaient
pas par celles d'autres thermes où cependant se
fait remarquer la même excitation générale. Ainsi,
l'école clinique, en partie dans le vrai, sans doute,
en ce qui concerne les résultats thérapeutiques de
l'excitation et de l'état tonique qui la suit, s'est
trouvée insuffisante, comme l'autre école, en ne dé-
terminant pas le mode particulier de l'excitation ,
en tant qu'elle se produit à Vichy et non à Plom-
bières ou à Bagnères. Il ne vous faut qu'une excitation générale pour guérir vos malades, lui objecte
l'école chimique; mais qu'avez-vous besoin de les
envoyer à Vichy ? Les moyens d'excitation que vous

cherchez, vous les trouverez partout, non-seule-
ment dans les divers thermes, mais encore dans
toute officine de pharmacien.

Ainsi, l'école clinique n'a pas donné son dernier mot. Sans doute a-t-elle été trop exclusive vis-
à-vis de l'école chimique ; de même que celle-ci ,
rapportant tous les résultats médicateurs obtenus
à l'alcalisation, c'est-à-dire, à la neutralisation des
acides ou à la dissolution des dépôts organiques ,
et méconnaissant les effets de l'hypersthénie générale ou particulière si bien observés par l'école clinique , a été trop exclusive vis-à-vis de celle-ci.

Quoi qu'il en soit, la doctrine professée par l'école
clinique a, comme celle de l'autre école, une valeur
réelle. Une excitation générale est le résultat de
l'administration des eaux , ceci est incontestable ;
ce n'est plus une excitation violente, pyrétique ,
c'est une excitation, ou plutôt une hypersthénie qui
conduit à la tonicité organique ; les fonctions de la
vie organique en état de perturbation se trouvent
bientôt régularisées, comme les organes lésés se
trouvent bientôt restaurés. Les actions seules de la
vie animale sont peut-être déprimées, ainsi que tendent à le prouver la paresse nerveuse et la somno-
lence que tous les médecins ont observées pendant le
cours du traitement : mais cette dépression est très-
physiologique et découle directement de la loi du
balancement nerveux. Aussi, dirai-je , que l'effet
des eaux de Vichy se caractérise par l'*hypersthénie de l'appareil nerveux de la vie organique*

*et par l'hyposthénie de l'appareil nerveux de la
vie animale ;* double effet qui est justement le contraire du double effet de l'influence de l'intoxication
miasmatique, tel que je l'ai défini dans mon *Traité
dogmatique et pratique des fièvres intermittentes,* et
qui a souvent pour résultat, ainsi qu'on l'observe tous les jours à Vichy, la guérison des
fièvres intermittentes rebelles et de leurs conséquences.

Mais si l'on ne peut contester la portée de la
doctrine de l'excitation, pas plus qu'il n'est possible
de contester celle de l'alcalisation, peut-on conce-
voir, du moins l'espoir de les concilier ? « Les deux
théories, dit M. Finot, arrivent en définitive au
même but par des voies diverses, mais plutôt pa-
rallèles qu'opposées, ce qui fait pressentir la possi-
bilité de pouvoir un jour les accorder (1). »

Une telle question est liée, on le sent bien, non
pas seulement à un simple problème de chimie,
mais encore, puisque l'hypersthénie organique est
mise en jeu, à un problème de haute physiologie. Elle est liée au problème même de cette
hypersthénie.

Qu'est-ce donc que l'hypersthénie organique, si ce
n'est, au fond, l'exagération de l'impression sanguine sur l'appareil nerveux qu'elle intéresse direc-

---

(1) Observations sur l'action thérapeutique des eaux thermales
de Vichy ; dans le *Recueil des mémoires de médecine militaire,*
2e série, t. v.

tement, c'est-à-dire, sur les extrêmités nerveuses qui aboutissent aux parois des capillaires généraux ? Le problème se réduit donc à savoir si le principe dominant dans les eaux de Vichy se trouve, en même temps qu'il est alcalin, susceptible de surexciter l'impression sanguine.

J'ai, dans mes *Recherches sur la qualité électrique du sang* (1), rappelé ces expériences de Humboldt dans lesquelles ce savant a constaté que l'application des alcalis facilite considérablement l'incitabilité nerveuse dans les phénomènes galvaniques, tandis que celle des acides la contrarie (2). Depuis ces expériences, M. Matteucci a journellement employé les solutions alcalines comme les agents les plus excitants dans ce genre de phénomènes, et a reconnu des effets inverses de la part des solutions acides (3). En thérapeutique, on le sait, les acides, administrés à doses non caustiques sont, sous la dénomination de limonades, des tempérants efficaces de l'action sanguine ; c'est même un acide, l'acide cyanhydrique, qui est le plus énergique des sédatifs. Il est avéré, au contraire, que l'ammoniaque, un alcali, est l'excitant par excellence. Eh bien ! rien

(1) *Recherches sur la qualité électrique du sang;* mémoire annexé à ma *Nouvelle théorie de l'action nerveuse;* Paris, 1843-1845 ; résumé dans le *Traité dogmatique et pratique des fièvres intermittentes,* note A.

(2) *Expériences sur le galvanisme,* trad. de Jadelot. Paris, 1799.

(3) *Leçon sur les phénomènes physiques des corps vivants,* 14e et 15e leçons, p. 270.

de tout cela ne doit étonner si, ainsi que je l'ai dé-
montré dans mes diverses publications sur l'*action
nerveuse*, l'impression sanguine est électro-positive, et si les alcalis sont, en physique et en chimie,
reconnus comme des agents électro-positifs, et les
acides, au contraire, comme des agents électro-
négatifs.

Dois-je rappeler maintenant, pour appuyer ces
propositions, que c'est bien en vertu de leur pouvoir électro-positif que doivent être excitants les
alcalis, et en vertu de leur pouvoir électro-négatif
que doivent être tempérants les acides ? Examinons
les faits :

En ce qui concerne les particularités des phénomènes galvaniques observées par Humboldt et M. Matteucci, n'est-il pas vrai que, d'après les travaux des
électro-physiologistes, la fibre musculaire est élec-
tro-négative (1), et dès lors que, si les applications
alcalines ont le pouvoir d'en activer les contractions, ce qui est l'inverse pour les applications acides,
c'est en vertu de leur pouvoir électro-positif que les
premières sont excitantes et en vertu de leur pouvoir
électro-négatif que les secondes sont déprimantes.

En ce qui concerne les effets thérapeutiques,

---

(1) Il résulte des expériences de Lehot, de Bellingeri, de Nobili,
de Marianini et de M. Matteucci que le courant direct (électricité
positive) provoque de plus vives contractions que le courant inverse (électricité négative) ; il résulte encore de celles de MM. Paci-
noti et Puccinoti et de M. Matteucci qu'un courant se dirige de la
substance nerveuse à la substance musculaire, quand elles sont mises
en rapport l'une avec l'autre, au moyen du fil d'un galvanomètre.

Bellingeri (1) n'a-t-il pas reconnu au sang artériel
une tension normale électro-positive, relativement
à celle qu'il reconnaissait au sang veineux ? N'ai-
je pas, de mon côté (2), fait voir, qu'il devait en
être ainsi, d'après les lois de l'électro-chimie, dès
l'instant que, pendant la respiration, l'oxygène de
l'air se combine avec le sang et que l'acide carbonique, provenant de la décomposition normale organique, s'en dégage ; double effet, d'après lequel il
doit se dégager des voies aériennes, ainsi que l'a,
du reste, reconnu Réad (3), de l'électricité négative,
tandis que le sang artériel doit garder un excès d'é-
lectricité positive, cet excès qu'a reconnu Bellingeri?
Ne résulte-t-il pas, d'autre part, des expériences
de Marianini, de Grapen-Giesser et de Ritter, que
l'électricité positive a un pouvoir plus excitant que
la négative? Ritter n'a-t-il pas même reconnu que
l'électricité négative possède à faible dose un pouvoir frigorifique et déprimant? Marianini, Nobili et
Matteucci, n'ont-ils pas constaté que le courant direct (l'électricité positive) excite plus vivement que
le courant inverse (l'électricité négative), non-seu-
lement, comme je l'ai dit plus haut, la contrac-
tion, mais encore la sensation? Enfin, n'ai-je pas fait
ressortir des travaux de Michaëlis, de Berzélius,
de M. Denis, de Dutrochet, d'Hornbeck, d'Hei-

(1) *Experimenta in électricitatem sanguinis*, pages 15-18.
(2) *Recherches sur la qualité électrique du sang*.
(3) *Transactions philosophiques*, année 1794, t. II, p. 266.

denreich et de Muller, que des trois principes essentiels du sang, albumine, fibrine et hématosine, la première, la moins excitante, est celle qui contient le moins d'éléments inorganiques électro-positifs, se comporte comme un acide vis-à-vis du sérum du sang, et se porte au pôle positif de la pile, que l'hématosine, le principe le plus excitant, contient le plus d'éléments inorganiques électro-positifs et se porte au pôle négatif de la pile, et enfin que la fibrine qui, pour le pouvoir excitant, tient le milieu entre les deux autres principes, se comporte en chimie, comme le fait observer Burdach, plutôt à la manière des alcalis qu'à la manière des acides, et reste indifférente entre les deux pôles (1)?

Eh bien! si tout cela est vrai, il est évident que tout agent électro-positif dans le sang doit y favoriser et, à un certain degré de son pouvoir électrique, y exciter l'impression sanguine; que le sérum du sang, composé alcalin et par conséquent électro-positif, est lui-même, avec les principes immédiats essentiels, dans la catégorie des excitants normaux, et que, si de nouvelles quantités d'alcalis, de la nature de ceux qui sont normalement présents dans le sérum, y sont introduites, elles ne peuvent que renforcer les pouvoirs électro-positifs et excitants de celui-ci, et se trou-

_____

(1) Voyez pour les détails de ces travaux, mes *Recherches sur la qualité électrique du sang*, ou bien leur résumé dans le *Traité dogmatique et pratique des fièvres intermittentes*, note A.

ver ainsi des agents d'hypersthénie. Telles doivent
donc être les eaux de Vichy.

Ainsi, sans prétendre que les eaux de Vichy ne
soient pas hypersthénisantes en vertu de l'action
d'autres composants que les sels alcalins qu'elles
renferment, on ne peut faire autrement, du moins,
que de penser qu'elles le sont en vertu même de
l'action de ces sels. Il ne faut donc pas s'étonner
de l'excitation générale que provoque, dans l'économie, l'emploi des eaux de Vichy. Cette excitation ne saurait être une excitation éclatante, car il
s'agit simplement de renforcer avec des éléments
alcalins à peu près identiques à ceux du sérum
l'excitation normale; aussi, à un degré modéré,
constitue-t-elle une excitation tonique.

Mais notons que, à un plus haut degré, il faudra
la considérer comme une action franchement sti-
mulante, ainsi que viennent tous les jours le dé-
montrer les mauvais effets des eaux de Vichy dans
les cas où l'acuité des maladies n'est pas encore
éteinte et dans les cas encore où l'on fait abus de
l'usage de ces eaux ; ce qui vient catégoriquement
confirmer ma manière de voir sur l'action hypersthénisante des éléments alcalins.

Il résulte de cette théorie, me paraît-il, une
heureuse conciliation des deux théories dites chimique et clinique. Les iatro-chimistes, sans tenir
compte de l'hypersthénie générale obtenue à la
suite de l'administration des eaux de Vichy, prétendent que les sels alcalins contenus dans ces eaux

neutralisent les sécrétions acides, et tendent à mieux
fluidifier le sang et même à dissoudre les matériaux
organiques de certains engorgements ; mais ils ne
s'aperçoivent pas que, avec une formule aussi exclusive, ils ne tendent rien moins qu'à reconnaître,
dans l'action des eaux en question, une influence
dissolvante immodérée des principes immédiats et
des tissus de l'organisme qui serait contraire à
l'exercice de la vie ; ce que viennent heureusement
infirmer tous les jours les résultats de restauration organique observés à Vichy. Les cliniciens
prétendent, de leur côté, que c'est au moyen et
rien qu'au moyen d'une influence hypersthénisante
générale qu'ont lieu tous les résultats thérapeutiques obtenus ; mais ils oublient que les eaux de
Vichy introduisent en réalité dans l'organisme des
agents chimiques de neutralisation et de dissolution, et que l'hypersthénie qu'ils admettent n'a
rien d'assez spécial pour justifier la spécialité des
résultats en question. Eh bien ! j'expose, pour mon
compte, que, s'il est avéré que les alcalis jouissent,
d'après les faits que j'ai invoqués, d'une action hypersthénisante, les deux écoles adverses doivent se
fondre en une seule. Ce ne sera plus seulement en
vertu de leurs pouvoirs neutralisants et dissolvants
que les sels alcalins auront à exercer leur action ;
ce sera encore en vertu d'un pouvoir, plutôt physique que chimique, d'excitement, inhérent à
l'alcalinité, lequel s'exerçant d'abord dans la fonction fondamentale de l'organisme vivant, dans

l'impression sanguine artérielle, ira, au moyen de celle-ci, régulariser progressivement le jeu de toutes les autres fonctions, provoquer des réactions favorables à l'élimination des matériaux étrangers d'engorgement et modérer les effets dissolvants de l'action chimique.

Avec ce nouveau pouvoir physique, on aura moins à craindre effectivement les fâcheux résultats de l'action fluidifiante des alcalis sur les éléments du sang et des tissus ; je le prouve : d'une part la nouvelle hypersthénie tendra à suractiver par elle-même la force d'assimilation, c'est-à-dire le passage des principes albumineux, fibrineux ou graisseux de l'état liquide ou sanguin à l'état solide ou organique. Sans doute la fluidité normale des éléments du sang, dans le sérum, sera, en pareil cas, plus parfaite, mais plus vive sera aussi la fonction vitale, l'acte *attractif*, qui fait normalement cesser cette fluidité pour l'exercice de l'assimilation dans l'acte nutritif. D'autre part, la tonicité générale est conservatrice et impose un temps d'arrêt à la décomposition organique ; or, son réveil, sous l'influence de la nouvelle cause hypersthénisante, pourra, ce me semble, mettre obstacle, au moyen de son action *polaire* solidifiante, à la dissolution des tissus tentée par les agents alcalins. Quant aux dépôts fibrineux, albumineux ou graisseux renfermés dans les mailles des tissus, ils seront sans doute plus attaquables que les tissus normaux, et il est certain que, sous

l'action chimique alcaline, ils tendront à mieux se
dissoudre; mais il est certain aussi que la nouvelle hypersthénie par cause physique viendra for-
tement en aide, avec ses forces de réaction, à leur
expulsion, et que, dans ce cas, la réaction marchera,
pour le moins, de pair avec l'action dissolvante.

En résumé, les eaux de Vichy possèdent par le
fait même de leur alcalinité deux pouvoirs, l'un
chimique et l'autre physique : le pouvoir chimique
tend à neutraliser les sécrétions et les concrétions
acides, à mieux dissoudre l'albumine, la fibrine
et la graisse du sang et peut-être encore les tissus
organiques et la matière albumino-fibrineuse ou fibrineuse de certains engorgements morbides; le
pouvoir physique, électro-positif et par conséquent
sthénisant, s'oppose, en vertu de l'excitement qu'il
exerce sur l'action réciproquement attractive du
sang et des tissus, à ce que la fluidification des
principes organiques dissous dans le sérum du
sang vienne mettre obstacle à l'assimilation, c'est-à-
dire à la solidification organique de ces principes;
il imprime aux tissus vivants, probablement par la
voie nerveuse, une force de résistance vitale, une
force polaire d'attraction et de solidification contre
les causes de décomposition et de dissolution, et il
suscite en même temps en eux une force de réaction qui, tout en favorisant l'expulsion des dépôts
anormaux et des concrétions anormales, marche
souvent parallèlement, en pareil cas, avec les ten-
dances dissolvantes de l'alcalinité.

On le voit, l'influence chimique des eaux alcalines serait un pouvoir de dissolution fâcheux pour l'économie, si elle n'était modérée et régularisée par leur influence physique d'excitation tonique, qui paraît, du reste, dominer la première, ainsi que vient le prouver l'efficacité des eaux de Vichy contre l'affection cachectique paludéenne.

. Ainsi se trouvent, ce me semble, conciliées les deux théories qui divisent dans ce moment les médecins de Vichy.

A quoi bon ces théories, dira-t-on, et leur conciliation ? Les théories ne sont-elles pas souvent trompeuses ? La notion des effets cliniques ne suffit-elle pas pour guider l'homme de l'art ?

J'accorde qu'il y a lieu de se méfier de toute théorie qui ne rend pas compte de tous les phénomènes observés et qui, dès-lors, en voulant généraliser dans son sens tout exclusif les applications thérapeutiques, les fait quelquefois exagérer et quelquefois même dévier de la bonne voie. C'est ainsi que l'école iatro-chimique a pu avoir des dangers, à Vichy, chez ceux de ses adeptes qui ont méconnu le rôle hypersthénisant des eaux et que l'école clinique, en laissant sciemment dans l'ombre la causalité des phénomènes médicateurs, s'est souvent privée d'une lumière qui lui eût été de la plus grande utilité. Mais ce ne sont certes pas là des théories trompeuses ; elles ne sont qu'incomplètes, et alors c'est au sens philosophique du médecin impartial, non de les repousser, mais d'en reconnaître et régler la valeur. Eh bien! si maintenant, même dans leur insuffisance, elles s'appuyent cependant chacune sur des faits incontestables, il est clair que, au lieu de les repousser, il faut saisir les rapports des faits en question et harmoniser les appréciations théoriques auxquelles ceux-ci ont donné lieu. C'est ce que j'ai tâché de faire pour mon compte, dans cette notice, à l'égard des eaux de Vichy. Ai-je réussi!...

En tout cas, les théories incomplètes ne sont pas, entre les mains des médecins judicieux et prudents, inutiles; elles rendent compte de certains des effets, elles les font mieux préciser, et enfin elles aident à trouver tôt ou tard, par méthode de corrélation, toute la vérité.

Quant à la seconde assertion, à celle qui attribue à la pure observation clinique assez de lumière pour guider l'homme de l'art, je la conteste. La médecine n'est pas un art tellement parfait, pour que l'on puisse s'y passer de toute autre lumière que celle qui provient de l'observation des effets. Dans une pratique aussi sérieuse, aussi compliquée, aussi conjecturale, aussi décevante, on ne saurait trop sonder les sources de la vérité, on ne saurait trop en sonder. L'observation clinique a sa haute valeur, mais combien peut jeter sur la médecine de vives clartés l'appréciation approfondie et raisonnée de la causalité des phénomènes physiologiques et morbides et de la modalité des médications! C'est ce genre d'appréciations qui cons-

titue la théorie et qui complète la science. Sans
elle on peut quelquefois bien faire, mais avec elle
on sait mieux ce que l'on fait et dès-lors on fait
mieux. Du reste, il est de la dignité de l'art médi-
cal de se produire avec tous ses éléments de force,
de grandeur et de vérité; laissons donc approcher
de lui tous les rayons de la lumière divine!

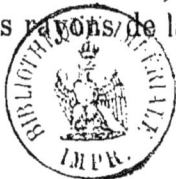

FIN.

NOUVELLE THÉORIE DE L'ACTION NERVEUSE ET DES PRINCIPAUX PHÉNOMÈNES DE LA VIE. Edition augmentée de trois Mémoires supplémentaires : 1° *Recherches sur la qualité électrique du sang*; 2° *Lois synthétiques du mouvement vital*; 3° *Lois synthétiques des mouvements morbides*, 1 vol. in-8°. *Paris*, 1843-1845. . . . . 7 fr. 50

DE LA NATURE ET DU TRAITEMENT DU CHOLÉRA. *Paris*, 1849 (*Extrait de la Gazette médicale de Paris*), brochure de 28 pages, prix . . . . 1 fr. »

TRAITÉ DOGMATIQUE ET PRATIQUE DES FIÈVRES INTERMITTENTES, appuyé sur les travaux des médecins militaires en Algérie, 1 volume in-8. . . . . 6 fr. 50

POUR PARAITRE PROCHAINEMENT

PHILOSOPHIE DE LA PHYSIQUE, ou études analytiques et synthétiques sur la nature et les divers modes de la force physique et chimique, 1 vol. in-8.

NOUVELLLE THEORIE DE L'ACTION NERVEUSE, ou études analytiques et synthétiques sur la physiologie du système nerveux ; un fort volume, ou deux volumes in-8, 2e édition.

COULON (A), ancien interne de l'hôpital des Enfants, de l'hôpital Sainte-Eugénie (enfants malades), membre de la Société anatomique. *Traité clinique et pratique des fractures chez les enfants*, revu et précédé d'une préface, par le Docteur MARJOLIN, chirurgien de l'hôpital Sainte-Eugénie (Enfants malades), membre de la Société de chirurgie, etc. 1 beau volume in-8. . . . . 4 fr. »

PERROUD, chef de clinique médicale et de pharmacie de l'École de médecine de Lyon. *De la Tuberculose, ou de la Phthisie pulmonaire* et des autres maladies dites scrofuleuses et tuberculeuses, étudiées spécialement sous le double point de vue de la nature et de la prophylaxie. *Paris*, 1861, 1 vol. in-8. . . . . 5 fr. »
Ouvrage couronné par la Société de Médecine de Bordeaux.

SALLES-GIRONS, médecin inspecteur de l'établissement de Pierrefonds, rédacteur en chef de la *Revue Médicale*, chevalier de la Légion-d'Honneur. *Traitement de la Phthisie pulmonaire* par l'inhalation des liquides pulvérisés et par les fumigations de goudron. *Paris*, 1860, 1 vol. in-8, de 600 pages . . 5 fr. »

Chez SAVY, libraire-éditeur, rue Bonaparte, 20, à Paris.